♥ 抗击艾滋系列读本

抗击艾滋
孕产妇读本

四川省重大传染病防治工作委员会办公室
四川省妇幼保健院 / 编
四川省医学科学院·四川省人民医院

四川科学技术出版社

图书在版编目(CIP)数据

抗击艾滋孕产妇读本／四川省重大传染病防治工作委员会办公室等编．—成都：四川科学技术出版社，2016.8

ISBN 978-7-5364-8421-4

Ⅰ．①抗… Ⅱ．①四… Ⅲ．①获得性免疫缺陷综合征—防治 Ⅳ．①R512.91

中国版本图书馆CIP数据核字(2016)第199773号

抗击艾滋孕产妇读本

编　　者	四川省重大传染病防治工作委员会办公室
	四川省妇幼保健院
	四川省医学科学院·四川省人民医院
出 品 人	钱丹凝
责任编辑	郑　尧　肖　伊　陈敦和
封面设计	墨创文化
责任出版	欧晓春
出版发行	四川科学技术出版社
	成都市槐树街2号　邮政编码 610031
	官方微博：http://e.weibo.com/sckjcbs
	官方微信公众号：sckjcbs
	传真：028-87734039
开　　本	130mm×184mm
印　　张	2　　字　数　43千字
印　　刷	四川省南方印务有限公司
版　　次	2016年8月第一版
印　　次	2016年8月第一次印刷
定　　价	12.00元
书　　号	ISBN 978-7-5364-8421-4

■ 版权所有·翻印必究 ■

■ 本书如有缺页、破损、装订错误，请寄回印刷厂调换。

■ 如需购本书，请与本社邮购组联系。

地址／成都市槐树街2号　电话／(028)87734035

邮政编码／610031

《抗击艾滋系列读本》编委会

主　任　沈　骥
副主任　杜　波　赵晓光
主　编　徐保华　古　熙
副主编　万绍平　杨　莉　黄　武　李永春
编　委　王慧敏　李军花　刘　坤　黎　旭
　　　　　肖志勇　杨方春　张建国　赵洪伟
　　　　　吴建林　张灵麟　王敦志　郭术田
　　　　　刘青恋　赖文红　刘　洲　蒲　杰
　　　　　贾　勇　蒲永红　苏　杰　宋志斌
　　　　　彭　中　何勤英　余敏菊　袁　果
　　　　　刘明艳

《抗击艾滋孕产妇读本》
编委会

主　编　蒲　杰
副主编　许跃忠
编　委　（以姓氏笔画为序）
　　　　马晓珊　许跃忠　孙玲玲　何　丹
　　　　周章俊　郑姝娟　谭　玲　蒲　丹
　　　　蒲　杰
审　稿　许跃忠　蒲　杰　万绍平　武文博
　　　　雍正平

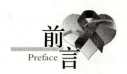

前言
Preface

自1991年四川首次发现艾滋病病例以来，面对复杂的流行因素，在省委省政府的坚强领导下，在国务院防治艾滋病工作委员会、国家卫生和计划生育委员会以及国际组织机构的大力支持下，全省按照"依法防治、科学防治、综合治理"策略，健全防控机制和监测检测体系，主动摸清疫情态势，深入开展艾滋病相关高危人群的综合干预和感染者和病人的综合关怀支持工作，全省艾滋病疫情快速上升势头有所减缓，病死率有所下降，感染者和病人生活质量明显改善，防治工作取得显著成效，使广大群众免遭艾滋病危害，促进了社会和谐与经济的发展。

由于导致艾滋病流行的根本因素短期内难以消除，艾滋病防控形势仍然十分严峻，艾滋病仍是威胁我省群众健康的重大传染性疾病，各类人群应对艾滋病的能力需要进一步提升。

为此，在四川省重大传染病防治工作委员会、四川省卫生和计划生育委员会的统一部署和指导下，四川省重大传染疾病防治工作委员会办公室委托四川省医学科学院·四川省人民医院，组织四川省医学科学院·四川省人民医院、四川省疾病预防控制中心、四川省性病艾滋病防治协会、四川省妇幼保健院、四川大学、成都中医药大学、成都市卫生和计划生育委员会、成都市疾病预防控制中心、成都市性病艾滋病防治协会、成都大学（四川省青少年性教育普及基地）、凉山州卫生和计划生育委员会、凉山州疾病预防控制中心等机构和单位编写了抗击艾滋系列读本：《抗击艾滋农村居民读本》《抗击艾滋流动人群读本》《抗击艾滋孕产妇读本》《抗击艾滋学生读本》《抗击艾滋健康行为读本》（高危人群读本）《抗击艾滋我的健康读本》（艾滋病病毒感染者和病人读本）《抗击艾滋社区组织骨干和志愿者读本》《抗击艾滋基层医务人员读本》。

为确保读本的质量，读本编写力求体现以下特点：一是针对性。读本针对我省艾滋病防治的重点人群（农村居民、流动人群、孕产妇、学生），高危人群（失足妇女、吸毒者、男男性行为者、艾滋病病毒感染者和病人），关键人群（医务人员、社区组织人员）；在内容方面针对不同目标人群所需要的艾滋病核心知识和误区。二是政策性。各读本的内容均以国家、省的相关法规为依据。三是科学性。各读本的艾滋病知识均根据世界卫生组织和国家的相关指南及技术规范编写。四是可接受性。在内容上采用艾滋病知识与其他疾病健康知识相结合，健康知识与不同人群的生活技能相结合；在形式上采用文字与图片相结合、案例与知识相结合等，并反复征求各类目标人群的意见进行修改。

本系列读本可供各类目标人群阅读，以提高其应对艾滋病的能力，也可供省内外从事艾滋病防治工作和研究的相关人员借鉴。在系列读本的编写过程中，近100名专家和专业人员、500余名各类目标人群参与了系列读本的编写,在此,对他们的辛勤付出,表示衷心的感谢!

系列读本的编写,在我省尚属首次,在国内也不多见,缺乏可借鉴的经验,本系列读本难免存在不足之处,敬请读者批评指正,以便进一步修订完善。

四川省重大传染病防治工作委员会办公室
2015 年 11 月

目录 CONTENTS

第一章 艾滋病基本知识 …………………………（1）
一、艾滋病 ……………………………………（1）
　　1. 什么是艾滋病 ………………………（1）
　　2. 艾滋病病毒是什么 …………………（1）
　　3. 有哪些体液会传播艾滋病病毒 ……（1）
　　4. 艾滋病病毒感染者与艾滋病病人的区别是
　　　 什么 …………………………………（1）
　　5. 感染了艾滋病病毒就没救了吗 ……（2）
二、艾滋病的主要传播途径 ………………（2）
　　6. 什么是性传播 ………………………（2）
　　7. 什么是血液传播 ……………………（3）
　　8. 什么是母婴传播 ……………………（3）
三、安全的性行为 …………………………（4）
　　9. 安全性行为有哪些 …………………（4）
　　10. 如何正确使用安全套 ………………（4）

· 1 ·

11. 若没有安全套要发生性行为，怎么办呢
　　　…………………………………………（5）
12. 为什么女性容易感染艾滋病 ……………（5）
四、有关艾滋病的错误认识 ……………………（5）
13. 日常生活中哪些行为不会传播艾滋病 …（5）
14. 蚊虫叮咬会传播艾滋病吗 ………………（6）
15. 唾液是否传播艾滋病 ……………………（6）
16. 身体好就不怕艾滋病吗 …………………（7）
17. 阴道冲洗可以预防艾滋病吗 ……………（7）
五、艾滋病病毒感染的"窗口期" ………………（7）
18. 什么叫"窗口期" …………………………（7）
19. 在"窗口期"的性行为有传染性吗 ……（7）
20. 处于"窗口期"的高危人群什么时候复查…
　　　…………………………………………（7）
六、妇女的自我保护 ……………………………（8）
21. 有哪些自我保护的措施 …………………（8）
22. 如何预防家庭内日常生活中艾滋病传播
　　　…………………………………………（9）

第二章 艾滋病母婴传播知识 ………………（11）
一、妇女和儿童艾滋病的特点 …………………（11）
23. 妇女感染艾滋病有哪些特点 ……………（11）
24. 儿童感染艾滋病有哪些特点 ……………（11）
25. 哪些妇女是容易感染艾滋病的高风险人群
　　　…………………………………………（12）

目 录

二、艾滋病母婴传播的途径 …………………（13）
 26. 什么是宫内感染 …………………………（13）
 27. 什么是产时感染 …………………………（13）
 28. 什么是产后感染 …………………………（13）

三、艾滋病感染对怀孕妈妈和儿童的影响 ………（13）
 29. 艾滋病病毒感染对怀孕有何影响 ………（13）
 30. 艾滋病对儿童有哪些影响 ………………（14）
 31. 哪些因素会增加艾滋病母婴传播的概率
  ……………………………………………（14）

四、预防艾滋病母婴传播的策略 ………………（16）
 32. 如何预防艾滋病病毒感染妇女非意愿怀孕
  ……………………………………………（16）
 33. 如何预防艾滋病病毒感染孕妈妈母婴传播
  ……………………………………………（17）
 34. 如何为艾滋病病毒感染孕妈妈提供社会关爱
  与支持 ……………………………………（18）

第三章　艾滋病病毒检测与咨询 ………………（19）
一、艾滋病病毒检测与咨询 ……………………（19）
 35. 哪些妇女应该进行艾滋病病毒抗体的检测
  与咨询 ……………………………………（19）
 36. 在哪些时间应该进行艾滋病病毒抗体的检
  测与咨询 …………………………………（19）
 37. 为什么要进行艾滋病病毒抗体检测 ……（20）
 38. 哪些情况下孕妈妈应重复检测 …………（20）

二、艾滋病病毒检测与咨询的注意事项 …………（20）
39. 去哪里检测 ……………………………（20）
40. 如何检测 ………………………………（20）
41. 所需的花费 ……………………………（21）
42. 怎样得知结果 …………………………（21）

三、艾滋病病毒抗体的检测与咨询的类型 ………（21）
43. 什么叫孕产妇艾滋病自愿咨询与检测（VCT）………………………………（21）
44. 什么叫医务人员主动提供HIV检测咨询（PITC）……………………………（21）
45. 为什么孕妈妈要咨询 …………………（21）
46. 孕妈妈知晓感染情况有什么意义 ……（22）
47. 医生如何评估孕妈妈的危险水平 ……（22）
48. 报告结果阴性表示什么 ………………（22）
49. 报告结果阳性表示什么 ………………（22）
50. 报告结果不确定表示什么 ……………（23）

第四章 艾滋病感染孕产妇保健 ………………（24）
一、终止妊娠 ………………………………（24）
51. 怎样选择安全的人工流产或引产呢 …（24）
52. 终止妊娠后艾滋病感染妇女如何避孕呢 ………………………………………（24）

二、继续妊娠 ………………………………（25）
53. 孕妈妈如何配合医生进行抗病毒治疗 ………………………………………（25）

54. 医生会怎样进行孕产期母胎的监测 ……（25）

55. 感染孕妈妈为什么要住院分娩 ………（26）

56. 感染孕妈妈是阴道分娩好还是剖宫产好呢
………………………………………（26）

57. 感染妈妈产后有哪些注意事项呢 ……（27）

58. 孕期未行产检，产时才发现感染艾滋病病毒该怎么办呢 …………………………（28）

第五章 艾滋病感染孕妈妈所生婴幼儿早期干预及预防保健 …………………………（29）

一、艾滋病病毒感染妈妈所生婴幼儿的防治措施
………………………………………（29）

59. 艾滋病病毒感染妈妈所生新生儿如何护理
………………………………………（29）

60. 艾滋病病毒感染妈妈所生新生儿也需要立即进行抗病毒治疗吗 ………………（29）

61. 新生儿期如何进行抗病毒治疗 ………（30）

62. 新生儿能喂母乳吗 ……………………（30）

二、对艾滋病病毒感染妈妈所生婴幼儿进行预防保健 ……………………………………（31）

63. 艾滋病病毒感染妈妈所生婴幼儿的生长发育如何监测 …………………………（31）

64. 艾滋病病毒感染妈妈所生婴幼儿如何进行免疫接种 ……………………………（32）

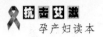

65. 艾滋病病毒感染妈妈所生婴幼儿如何预防营养不良 …………………………………………（33）
66. 艾滋病病毒感染妈妈所生婴幼儿如何预防机会性感染 …………………………………（34）

三、如何确定艾滋病病毒感染妈妈所生婴幼儿是否感染了艾滋病 ……………………………………（35）

67. 何时进行婴幼儿艾滋病病毒感染的早期诊断 ……………………………………………（35）
68. 若不能早期诊断，那何时进行抗体检测 …………………………………………………（35）

第六章　艾滋病病毒感染儿童临床关怀及治疗依从性支持

…………………………………………………………（37）

一、临床关怀 ……………………………………（37）

69. 儿童艾滋病病毒抗体检测阳性怎么办 ……………………………………………………（37）
70. 抗病毒治疗前应当做什么准备 ………（38）

二、如何给予治疗依从性的支持 ………………（38）

71. 为什么要给予治疗依从性支持 ………（38）
72. 有哪些办法可以提醒孩子认真服药 …（39）
73. 如何坚持定期按时随访 ………………（40）

三、长期关怀和支持 ……………………………（41）

74. 国家如何提供长期关怀与支持 ………（41）
75. 医疗机构如何提供长期关怀与支持 …（42）
76. 家庭如何提供长期关怀与支持 ………（42）

第七章 故事与案例 ………………………………… (43)
　77. 积极带来希望 ………………………………… (43)
　78. 无知带来悔恨 ………………………………… (44)

第一章
艾滋病基本知识

一、艾滋病

1. 什么是艾滋病

艾滋病,即获得性免疫缺陷综合征,英文简称为 AIDS。是由于感染了艾滋病病毒,导致人体免疫功能丧失,继发多种机会性感染和肿瘤的一种严重的传染病。

2. 艾滋病病毒是什么

艾滋病病毒,英文简称 HIV,它存在于人的血液、精液、阴道分泌物、乳汁等体液中,它大量吞噬、破坏人体免疫系统中最重要的 CD_4^+ T 淋巴细胞,导致人体丧失了对各种疾病的抵抗能力,极易患上一般健康人所不易发生的感染性疾病和肿瘤,最终导致死亡。

3. 有哪些体液会传播艾滋病病毒

具有高度传染性的有血液、精液、阴道分泌物、羊水、脑脊液、胸腹腔积液;具有中度传染性的有母乳;无传染性的有尿液、粪便、鼻腔分泌物、眼泪、痰、胃液、汗水(除非含有可见的血液)。

4. 艾滋病病毒感染者与艾滋病病人的区别是什么

感染了艾滋病病毒，不是马上就发病。艾滋病的潜伏期长，可达 2～10 年。在潜伏期，艾滋病病毒感染者和大家一起生活、工作，外表跟正常人一样，但携带的病毒具有传染性，其中孕妈妈还可能把病毒传染给自己的孩子。进入发病期后，出现了不明原因的长期低热、体重下降、盗汗、慢性腹泻、咳嗽等症状时，艾滋病病毒感染者就发展成艾滋病病人了。

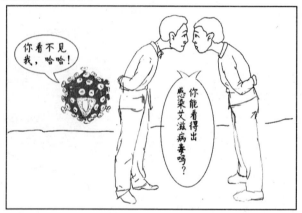

5. 感染了艾滋病病毒就没救了吗

可以治疗但不能治愈！虽然科学已经很发达，可还没有治愈艾滋病的药物和方法，但艾滋病是可以预防的。

二、艾滋病的主要传播途径

6. 什么是性传播

性传播是发生性行为后传染；艾滋病病毒感染者的精液或阴道分泌物中有大量的病毒，在性活动（包括阴道性交、肛交和口交）时，由于性交部位的摩擦，很容易造成生殖器黏膜的细微破损，这时，病毒就会乘虚而入，进入未感染者的血液中。值得一提的是，由于直肠的肠壁较阴道壁更容易破损和出血，所以肛门性交的危险性比阴道性交的危险性更大。目前全球约90%的艾滋病病毒感染是通过性传播感染的。

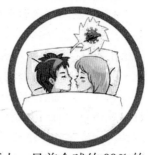

7. 什么是血液传播

输入被艾滋病病毒污染的血液或血液制品，器官移植中接受艾滋病病毒感染者的器官，使用消毒不严的针灸针或侵入人体的医疗器械，共用注射器吸毒、文身等都有感染艾滋病病毒的危险。

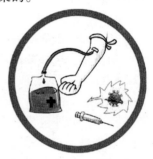

8. 什么是母婴传播

感染了艾滋病病毒的孕妈妈在孕期、分娩及产后哺乳时，可能将艾滋病病毒传染给宝宝。如果妈妈不及时治疗、不住院安全分娩、生后母乳喂养，感染的概率为15%~50%。感染了艾滋病病毒的宝宝通常在出生后1岁内出现症状，1/3会在1岁内死亡，一半会在2岁内死亡。

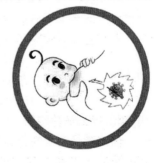

三、安全的性行为

9. 安全性行为有哪些

每次性行为时都正确和坚持使用安全套,尤其是多个性伴侣、肛门性交、同性恋(尤其男性)之间的性行为一定要用安全套,接受治疗的感染者或者双方均为艾滋病病毒感染者,仍应坚持使用安全套;尽量不口交、肛交;减少性伙伴的数量,保持婚内性关系和固定单一的性伙伴。

10. 如何正确使用安全套

第一步:选择新的不含有壬苯醇醚-9(nonoxynol-9或NP-9)成分的乳胶安全套,选择适合型号的安全套。注意看包装上的说明和有效日期,注意产品外包装是否有破损(比如挤一挤,看看包装有无漏气)。在撕开外包装时,注意不要撕破安全套,不要用牙咬包装袋,防止剪刀或指甲撕破、划破安全套。

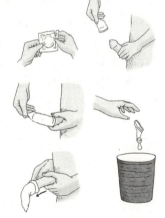

第二步:捏瘪安全套前方的小囊,排出空气,为储存精液流出空间。

第三步:性生活开始前,阴茎勃起后戴安全套,注意安全套卷边向外。将安全套由龟头向阴茎根部边套边展开,直至套至阴茎根部。

第四步:射精后,在阴茎未软缩前用手捏住安全套口边缘，使之与安全套一起退出阴道。检查小囊内有无精液，安全套是否有破裂。

第五步：打结，用纸包好，扔至垃圾袋。

11. 若没有安全套要发生性行为，怎么办呢

若没有安全套，可以用性自慰、抚摸和拥抱等性行为满足性要求，以减少不安全的性行为；也可以到超市或街边安全套售卖机上购买安全套后再进行性行为。

12. 为什么女性容易感染艾滋病

艾滋病主要是经性传播的，尤其女性阴道黏膜可以大面积地接触含有艾滋病病毒的血液以及精液可以在阴道内较长时间停留的生理特点，女性感染艾滋病病毒的风险会大大增加。

四、有关艾滋病的错误认识

13. 日常生活中哪些行为不会传播艾滋病

不传播艾滋病的行为	原　因
共同进餐	艾滋病病毒不能通过消化道传播，也就不能经由水、食品及未经消毒的餐具传播，因此，与艾滋病病毒感染者和病人共同进餐是不会感染艾滋病的。建议每个人有个人专用的碗筷，共同进餐尽量用公筷、公勺，提倡分食制
一起学习、工作或交谈	艾滋病病毒不能通过空气传播，即不能通过呼吸道传染给他人。因此，与艾滋病病毒感染者和病人一起学习、工作或交谈，或遇他们打喷嚏、咳嗽，都不可能传播艾滋病病毒

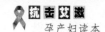

不传播艾滋病的行为	原　因
与人礼节性接吻	在唇、舌和口腔黏膜完好的情况下，礼节性口唇、脸颊接触，应该是安全的。需提醒的是，深吻、长吻或在嘴唇、舌头及口腔黏膜有破损时接吻，是有被传染的危险性
握手、拥抱	握手双方的手部皮肤没有破损时，握手是安全的；隔着衣服的拥抱也是安全的。需提醒的是，当双方皮肤有擦伤或患有皮肤病时，握手和拥抱有一定的被传染危险
一起游泳	在天然水域中游泳，如在江、河、湖、海中，不可能有被传染的危险；即使在同一个游泳池里游泳，感染的可能性也不大。需注意的是，当我们皮肤、黏膜上有伤口时尽量不游泳
共用坐式马桶	马桶坐圈已经消毒，没有被艾滋病病毒感染者和病人的精液、月经血或阴道分泌物污染，接触马桶坐圈的皮肤没有损伤或皮肤病时，是不会被感染的

14. 蚊虫叮咬会传播艾滋病吗

不会！蚊子吸入血液是单向的，吸入后不会再吐出，艾滋病病毒在蚊子体内既不发育也不繁殖，在2～3天内即可被蚊子消化、破坏而完全消失。根据蚊子的生理特点，蚊子一旦吸饱血后，要待完全消化后才会再叮人吸血。目前，世界范围内尚未发现蚊子或是昆虫叮咬而感染艾滋病的报道，因此可不必担心蚊子传播乙型肝炎和艾滋病。

15. 唾液是否传播艾滋病

不会！唾液中的确可查到艾滋病病毒，但其中的病毒量是很少的，艾滋病病毒要达到一定量才能引起传播。另外美国科学家发现，人的唾液中有一种"分泌性白细胞抑制蛋白酶"的蛋白质，这种蛋白在试管中可以有效抑制艾滋病病毒感染人体免疫细胞，所以一般性接吻、共同进餐、咳嗽或打喷嚏都不会感染艾滋病的。

16．身体好就不怕艾滋病吗

艾滋病经性行为、血液、母婴传播，与身体好坏无关，再好的身体也会得艾滋病。全国有数十万的艾滋病病毒感染者和病人，大多数都是青壮年，他们可能就在我们的身边。

17．阴道冲洗可以预防艾滋病吗

不仅不能预防，还会破坏阴道环境，反而容易感染。

五、艾滋病病毒感染的"窗口期"

18．什么叫"窗口期"

人体已经感染了艾滋病病毒，并已具有传染性，但血液中检测不到艾滋病病毒抗体的这段时期，称为"窗口期"。"窗口期"一般为2周至3个月，有极少数人可长达6个月。

19．在"窗口期"的性行为有传染性吗

在"窗口期"作艾滋病病毒抗体检测虽报告为"HIV抗体阴性"，但同样具有传染性。

20．处于"窗口期"的高危人群什么时候复查

不同的人对艾滋病病毒的免疫反应不一，抗体出现的时间也不一致，尤其对近期具有高危行为的人，一次实验结果无反应不能排除感染，应2~3个月后复查。等待复查期间应注意安全性行为、不共用注射器、不献血、避免怀孕或哺乳等。

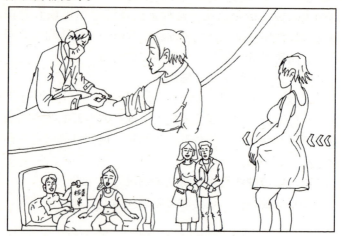

六、妇女的自我保护

21. 有哪些自我保护的措施

（1）主动学习有关艾滋病的知识，了解预防方法。

（2）要了解自己的艾滋病感染状态。在结婚前、怀孕前、孕产期、妇科疾病检查与治疗时，妇女及其配偶/性伴侣主动进行艾滋病的检测和咨询，及早了解自己和配偶有无感染。

（3）洁身自好，与唯一的固定性伴侣有性关系。提倡安全性行为。避免多性伴侣、无保护性行为，避免过早性行为。

（4）学会正确使用安全套，积极治疗性传播疾病及生殖道感染。

（5）尽可能地减少妇女遭受歧视和暴露的可能和伤害。如果有被强暴或遭受过暴力经历的妇女可到医院进行咨询、检测、精神支持和转诊服务。

（6）绝不与他人共用注射器和针头、刀片、文身器具等，避免不安全输血。

（7）不要直接接触开放伤口或疮口，而应该戴手套和使用消毒剂。

（8）不要使用毒品。如果已经吸毒，不要注射吸毒；如果已经注射吸毒，不要共用针头或注射器。

22. 如何预防家庭内日常生活中艾滋病传播

艾滋病病毒抵抗力不强，不耐酸，稍耐碱，对热亦度敏感；离开人体后的艾滋病病毒抵抗力很弱，几乎所有的消毒剂在短时间内均可将其灭活。

（1）食具消毒：餐具用常规的洗涤方法（用热水加市场上出售的餐具洗涤剂）洗涤已经足够了。碗筷、茶杯等可以进行高温消毒，一般煮沸30分钟。

（2）洗手间、坐式马桶及其他用具的清洁：没有必要对艾滋病病人用过的坐式马桶、便盆或尿壶等进行特殊的消毒。我们每次使用后对马桶内侧溅上的污物应仔细刷洗。我们使用的便盆或尿壶也应随时清洁，在向厕所内倾倒排泄物时，注意不要溅洒在外面。如不小心泄漏在外面，可撒上固体漂白粉，并用卫生纸擦净，再用水冲洗。

（3）血液污染物品：重复使用的物品应煮沸30分钟或浸泡于含氯消毒剂溶液（如漂白粉，"84"消毒液），或 0.5% 过氧乙酸溶液，或 2% 戊二醛，或 75% 酒精浸泡 30 分钟。

（4）污染的衣服、被褥等耐热耐湿的纺织品：可煮沸消毒 30 分钟或在漂白粉溶液中浸泡 30 分钟后，用常规方法洗涤。在洗涤时，应将被污物污染了的衣物和其他衣物分开。对于化纤、绸缎等不能煮的物品，可将其放在太阳下曝晒，或在漂白粉溶液中浸泡 30 分钟后，用常规方法洗涤。

（5）家用物品、家具及玩具等可用 0.5% 过氧乙酸溶液或用漂白粉、"84" 消毒液或 75% 酒精喷洒和擦洗。

第二章
艾滋病母婴传播知识

一、妇女和儿童艾滋病的特点

23. 妇女感染艾滋病有哪些特点

世界范围内感染艾滋病病毒的生育年龄妇女人数在迅速增加,并严重威胁到儿童;艾滋病感染者的年轻化以及女性艾滋病感染比例的增加使艾滋病母婴传播的危险扩大;在没有对 HIV 感染的怀

哈哈!我这个艾滋病病毒可是要到小生命里开始新生活了!

孕妈妈及其小宝宝采取任何干预措施的情况下,艾滋病母婴传播宫内、产时和产后传播的危险率分别约为 5% ~ 10%、10% ~ 20% 和 10% ~ 20%。

24. 儿童感染艾滋病有哪些特点

大约 90% 以上的婴儿和儿童 HIV 感染是通过母婴传播而获得,对母婴传播的及时和有效的干预,可保护儿童免受艾滋病侵害、减少儿童发生艾滋病的概率。儿童一旦感染艾滋病病毒,病死率极高,一周岁时的死亡率达到 30%。

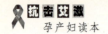

25. 哪些妇女是容易感染艾滋病的高风险人群

多性伴侣、不使用安全套的性生活,特别是患生殖道感染或性传播疾病期间的无保护性性生活,会增加艾滋病病毒的入侵机会,更容易感染艾滋病;低教育水平、低收入、经济不独立的女性通过卖淫、早婚、过早性行为等危险行为维持生活的,她们多不能强求性伴使用安全套,易遭受强迫或性暴力,并且为了避免遭受歧视等,不愿意到正规医院接受检测及规范治疗,增加感染艾滋病的风险。

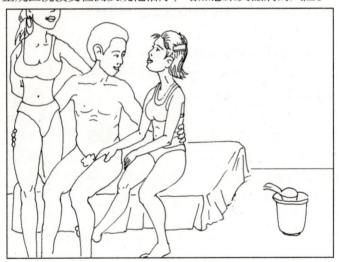

二、艾滋病母婴传播的途径

26．什么是宫内感染

感染艾滋病病毒的怀孕妈妈，在怀孕期间可通过胎盘将病毒传播给胎宝宝。

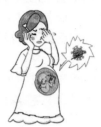

27．什么是产时感染

在分娩过程中，宝宝通过产道时皮肤或黏膜接触含艾滋病病毒的血液、宫颈和阴道分泌物，可能被感染。

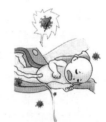

28．什么是产后感染

妈妈乳汁中含有艾滋病病毒，哺乳中可通过乳汁感染宝宝，以初乳的艾滋病病毒含量最高。估计在所有感染艾滋病病毒的儿童中有 30%～50% 是通过母乳喂养感染，混合喂养感染的可能性更大，建议人工喂养。

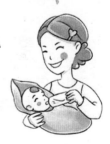

三、艾滋病感染对怀孕妈妈和儿童的影响

29．艾滋病病毒感染对怀孕有何影响

（1）HIV 感染不影响妇女生育力，在 HIV 疾病晚期

受孕概率会下降。

（2）无症状的 HIV 感染者不会增加胎儿畸形及妊娠的不良结局，妊娠也不加速艾滋病的恶化进程。

（3）艾滋病病毒感染者若免疫力低，处于疾病晚期，怀孕期间发生感染概率较大，容易发生自然流产、胚胎停止发育、早产、胎儿宫内生长受限及围产儿死亡等问题。

30．艾滋病对儿童有哪些影响

（1）感染了艾滋病病毒的儿童病死率高。

（2）目前 15 岁以下儿童感染艾滋病的最主要途径是母婴传播。

（3）年龄较大的儿童主要是通过血液传播而感染，通过性传播而感染艾滋病病毒的青少年也逐渐增加，严重地影响了儿童的生存。

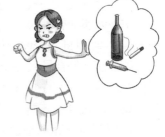

（4）全世界已有 1 400 万儿童因为艾滋病成为孤儿，有些儿童甚至可能无法顺利地长大成人，还存在受歧视、失学等社会问题，严重地影响了儿童的发展。

31．哪些因素会增加艾滋病母婴传播的概率

1）孕妈妈自身感染状况

（1）在感染的初期尽管不能检测到 HIV 抗体（窗口期），但体内的病毒载量会一过性增高，发生母婴传播概率较大。

（2）发展为艾滋病中晚期的孕产妇，体内病毒载量较高，发生母婴传播的概率会增高 3 倍。

（3）孕产妇 CD_4^+T 淋巴细胞计数越低，母婴传播概率越高。

2）孕妈妈的营养状况

准妈妈若营养不良,尤其是维生素A缺乏,胎儿、新生儿感染的可能性会增大。

3）孕妈妈的不良生活习惯

(1) 怀孕妈妈吸烟、过量饮酒、静脉吸毒、多性伴及孕期无保护性行为,增加传染给胎儿的概率。

(2) 怀孕妈妈因吸毒接受美沙酮替代治疗,所生婴儿会在出生后出现戒断症状,处理不当可导致惊厥发作并会造成猝死。

4）孕妈妈感染其他疾病

艾滋病病毒感染合并乙型肝炎、丙型肝炎病毒感染、梅毒感染等会导致怀孕妈妈艾滋病病情加重,并增加母婴传播的机会。

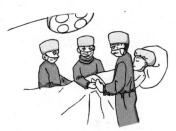

5）孕产期的损伤性操作

对感染艾滋病病毒的怀孕妈妈进行羊水穿刺、会阴侧切、人工破膜、产钳助产等操作均会增加母婴传播的危险。

6）分娩方式

(1) 若怀孕妈妈没有艾滋病临床症状,或孕晚期病毒载量不高,比如小于1 000拷贝/mL,孕产期规范应用抗病毒药物治疗的情况下,尽量经阴道分娩,与择期剖宫产传染给胎儿的概率没有明显差异,不建议剖宫产。

(2) 临产后的紧急剖宫产不仅没有降低母婴传播,

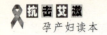

反而可能发生较高的剖宫产并发症。

7) 胎盘因素

胎盘是阻止艾滋病病毒由母体传播到宝宝的屏障，若胎盘有损伤、炎症，传染给胎儿的概率增加。

8) 婴儿喂养方式及持续时间

（1）母乳喂养和混合喂养均可造成母婴传播，混合喂养发生概率最高。

（2）母乳喂养的第一个月发生母婴传播的危险最大，母乳喂养时间越长，发生传播的危险就越大。

（3）当妈妈患有乳头皲裂、乳腺炎、乳房脓肿时，发生传播的概率明显增加。

四、预防艾滋病母婴传播的策略

32. 如何预防艾滋病病毒感染妇女非意愿怀孕

（1）对于已经感染的育龄妇女及其丈夫要尽早去医院咨询，了解预防及治疗艾滋病和预防艾滋病母婴传播的信息。

（2）艾滋病病毒感染妇女及其丈夫应充分了解艾滋病母婴传播对本人、孩子和家庭的影响，进行充分商讨，避免非意愿妊娠与分娩，尽可能地减少感染儿童出生。

（3）为避免非意愿妊娠，艾滋病病毒感染妇女及其丈夫与医务人员探讨如何选择合适的避孕方式，采用有效、安全的避孕方法。

（4）了解避孕失败及意外妊娠后的补救措施及安全的计划生育服务。

（5）为达到避孕、计划生育和预防性传播疾病的三个目的，在使用任何一种避孕方法的同时，增加使用安全套。

33．如何预防艾滋病病毒感染孕妈妈母婴传播

（1）计划怀孕分娩的艾滋病病毒感染妇女要尽早去医院咨询是否适宜怀孕。对需要开始或正在进行抗病毒治疗，有生育意愿的艾滋病病毒感染妇女，应在医生指导下计划怀孕。对不适宜怀孕或需要先抗病毒治疗后再考虑怀孕的，应采纳医生建议。

（2）所有怀孕妈妈要主动进行 HIV 检测咨询。尽量在怀孕前、孕早期进行 HIV 检测，及早发现有无感染，以便及早采取干预措施。

（3）若在孕早期发现感染艾滋病，怀孕妈妈应充分了解艾滋病母婴传播的危害，综合考虑后知情选择是否继续怀孕。如选择终止妊娠，应去规范的医院进行安全的人工流产。

（4）如选择继续怀孕，感染怀孕妈妈要定期产前检查，规范服用抗病毒药物，保证科学营养饮食，安全住院分娩、生后选择人工喂养，避免母乳喂养和混合喂养。

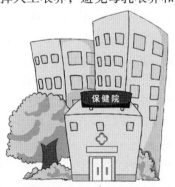

（5）艾滋病感染妈妈所生宝宝要加强儿童保健、生

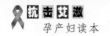

长发育监测,定期进行随访,注意观察艾滋病相关症状,进行 HIV 相关检测,尽早了解宝宝的感染状况并积极处理。

34. 如何为艾滋病病毒感染孕妈妈提供社会关爱与支持

社会将提供包括卫生服务、社会、心理、经济等方面的综合支持与关怀,减少艾滋病对感染妇女本人及其家庭的不良影响,提高其生活质量。综合关怀和支持服务的主要内容包括:

(1) 帮助艾滋病病毒感染孕产妇获得医疗卫生服务,包括预防和治疗机会性感染、抗病毒药物治疗、结核的预防与治疗以及生殖健康服务等。

(2) 为感染妇女及其家庭成员提供咨询与检测服务,鼓励孕前及孕期保健,帮助其采取安全性行为,避免非意愿妊娠,减少家庭内传播。

(3) 提供生活技能培训,提高艾滋病病毒感染孕产妇的家庭护理知识和技能;提高生活和生产能力。

(4) 提供包括随访、咨询、精神心理支持和社区关怀等,帮助感染妇女改善不良心理与情感,建立积极的生活态度与信心。提供法律支持,保障艾滋病病毒感染者的基本权益,使其得到基本的尊重,减少侮辱与歧视等。

(5) 通过多渠道提供经济支持与帮助,促进感染妇女家庭生产自救,提高其家庭的经济收入,帮助他们摆脱经济贫困的现状等。

第三章
艾滋病病毒检测与咨询

一、艾滋病病毒检测与咨询

35. 哪些妇女应该进行艾滋病病毒抗体的检测与咨询

主要对象是育龄妇女、多性伴的妇女、无保护性性生活措施的妇女、婚前保健人群、孕前保健人群、孕妇、产妇。

36. 在哪些时间应该进行艾滋病病毒抗体的检测与咨询

妇女应在婚前进行医学检查、在孕前检查、在孕期产前检查、在分娩时和分娩后检查。

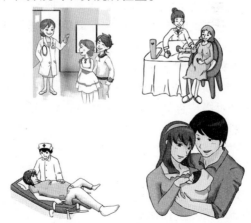

37. 为什么要进行艾滋病病毒抗体检测

(1) 及早了解育龄期妇女、怀孕妈妈的感染状况。

(2) 改变育龄期妇女、怀孕妈妈危险行为,避免自身感染。

(3) 对感染的育龄期妇女、怀孕妈妈采取措施,避免感染性伴侣。

(4) 尽早作出对婚育的选择。

(5) 采取预防措施,减少对后代的影响。

38. 哪些情况下孕妈妈应重复检测

(1) 有性传播疾病的病史。

(2) 有服用违禁药物或有进行性交易的经历。

(3) 在妊娠期有多个性伴侣或者有性伴侣已知为 HIV 阳性或有感染高风险。

(4) 在妊娠的任何时候出现提示急性 HIV 感染的症状和体征。

(5) 在 HIV 高流行地区的育龄妇女。

二、艾滋病病毒检测与咨询的注意事项

39. 去哪里检测

医疗保健机构和当地的疾控中心等都可以检查。

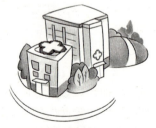

40. 如何检测

只需要抽静脉血 2 毫升左右即可,结果会保存在指定机构内并保密,出结果时间具体看当地的检验科,可快速筛查,一般 30 分钟左右出结果。

41. 所需的花费

对进行婚前医学检查的拟婚夫妇和初次检查的怀孕妈妈是免费的。

42. 怎样得知结果

检测后无论阴性还是阳性报告都会有专门的医生为您进行检测后的咨询并解释检测结果的意义。

三、艾滋病病毒抗体的检测与咨询的类型

43. 什么叫孕产妇艾滋病自愿咨询与检测（VCT）

育龄期妇女、怀孕妈妈主动向医生咨询并决定是否作艾滋病病毒抗体检测，在检测后再次给予咨询，使其作出知情选择的完全保密过程。

44. 什么叫医务人员主动提供 HIV 检测咨询（PITC）

是医疗机构医务人员主动为育龄期妇女、怀孕妈妈提供的 HIV 检测咨询服务，以及早发现育龄期妇女、怀孕妈妈中潜在的艾滋病病毒感染者。

45. 为什么孕妈妈要咨询

（1）艾滋病检测对身体没有影响，是婚前医学检查、孕前检查、孕产期常规检测项目，可以了解自己的 HIV 感染状态，告知配偶或性伴自己的 HIV 感染状态，鼓励配偶或性伴进行检测。

（2）如果 HIV 抗体报告为阳性，育龄期妇女、怀孕妈妈在治疗和预防方面会得到医学处理和干预，减少传染给孩子的危险并保护伴侣不受感染或双方重复感染，对本次妊娠结局及今后的怀孕作出选择。

46. 孕妈妈知晓感染情况有什么意义

（1）了解感染状况后，与医生共同讨论后选择是否继续妊娠。

（2）在孕期可获得免费的抗病毒治疗药物，尽早治疗，减少传染给胎儿的概率。

（3）了解国家对艾滋病病毒感染者的政策和支持，社会会给予更多关爱，她们所得到的一切医疗服务都是保密的。

（4）动员配偶/性伴进行艾滋病检查。

（5）采取措施减少传染给胎儿、配偶/性伴和家人的概率。

47. 医生如何评估孕妈妈的危险水平

（1）围绕感染途径，探讨怀孕妈妈的个人行为，如性行为、吸毒行为、职业行为、接受血制品、器官或捐献的精子、妊娠情况。

（2）了解有无危险行为促发因素，如酗酒、吸食毒品、沉重的经济或心理社会压力。

（3）确定是否有高危行为，了解行为暴露情况，如行为的发生时间、地点和方式。

48. 报告结果阴性表示什么

阴性。医生会告诉你：

仅能说明目前可能没有感染艾滋病病毒，告知若有不安全危险行为则有"窗口期"，有危险行为的建议2～3月后复查，要采取预防措施，保持在今后的生活中不被感染。

49. 报告结果阳性表示什么

阳性。医生会告诉你：

HIV抗体阳性。正视结果，已经感染了艾滋病病毒，但不一定是艾滋病病人。你需要改变行为，选择婚育或妊娠结局，预防母婴传播和性伴传播，你会得到关怀、支持和治疗一系列措施，要树立积极的生活态度。

50. 报告结果不确定表示什么

不确定。医生会告诉你：

检测试验条带上出现了蛋白条型，不足以诊断HIV抗体阳性，建议1个月后复查或进行核酸检测等其他补充试验。

第四章
艾滋病感染孕产妇保健

一、终止妊娠

51. 怎样选择安全的人工流产或引产呢

（1）建议怀孕妈妈到正规的、具有资质的医疗保健机构接受终止妊娠的人工流产或引产手术，对自愿终止妊娠的 HIV 感染怀孕妈妈由提供终止妊娠服务的机构减免相应费用。

（2）在妊娠终止后，医疗保健人员会给予咨询，建议在性生活时使用安全套，避免再次非意愿妊娠。

（3）在妊娠终止后，应了解经性传播艾滋病病毒的危险，避免传染给配偶/性伴，防止交叉感染其他亚型的艾滋病病毒，特别是耐药毒株。即使夫妇双方都是艾滋病病毒感染者，也应该使用安全套。

（4）预防感染其他性传播疾病。

52. 终止妊娠后艾滋病感染妇女如何避孕呢

（1）可以安全有效地使用大多数计划生育方法。

（2）应选择含有安全套的两种以上的避孕方法，即无论采用哪种避孕方法，性生活时坚持使用安全套。

（3）选择的避孕方法应该得到男女双方认可，并能够

二、继续妊娠

53. 孕妈妈如何配合医生进行抗病毒治疗

在整个孕期都需要全程规律服用抗病毒药物。强调孕期安全性行为：孕期性生活时仍使用安全套。

（1）必须每天准时、足量服用抗病毒药物。

（2）如果忘记按时服药，一小时内发现后立即补服，若未及时补服，不必在下次服用时加倍。

（3）如果提前终止服药或漏服，病情会恶化，传播给婴儿的概率及产生耐药的可能性会增加。

（4）在就餐时或两餐之间服用药物可以减少药物副作用。

（5）千万不能让家人或他人服用怀孕妈妈的药品。

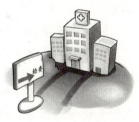

（6）服药后常见的副作用有恶心、腹泻、头痛、发热等。这些副作用常发生在用药初期，一般可在用药2~3周后消失。另外，还可能发生其他副作用，如巩膜发黄、面色苍白、腹痛剧烈、呼吸短促、皮疹、四肢疼痛等。如果这些症状持续出现，应到医院就诊。

54. 医生会怎样进行孕产期母胎的监测

（1）医生会对怀孕妈妈进行监测和评价，及早确定抗病毒治疗方案，尽早服药；预防怀孕妈妈发生机会性感染，对 CD_4^+T 淋巴细胞小于 200 个/mm^3 的怀孕妈妈服用复方新诺明。

（2）医生会指导 HIV 感染怀孕妈妈继续或及时服用抗病毒药物，定期进行血常规、尿常规、肝功能、肾功能等检测，密切关注可能出现的药物副作用；在发现孕期感染艾滋病时、孕期每 3 个月和产后 4~6 周怀孕妈妈需要各进行一次 CD_4^+T 淋巴细胞检测；在发现怀孕妈妈感染艾滋病时和孕晚期各进行一次病毒载量检测，医生会观察并评价怀孕妈妈的病情，提供必要的处理或转介服务。

（3）医生会对怀孕妈妈加强产前保健、注意宝宝发育情况，注重营养指导，减少孕期并发症。

（4）医生会制定分娩计划，指导分娩方式，提供宝宝喂养咨询（提倡人工喂养），喂养方式选择和准备；安排适时住院分娩，分娩期继续用药；医院会提供安全助产服务。

55. 感染孕妈妈为什么要住院分娩

（1）医院会保护母婴安全，提供预防艾滋病母婴传播干预措施，能为住院分娩的艾滋病病毒感染的怀孕妈妈提供妈妈和宝宝的抗病毒药物、安全助产、产后保健和婴儿喂养指导等服务，还可避免发生怀孕妈妈和新生儿死亡。

（2）国家对住院分娩的 HIV 感染妈妈有经费补助。

56. 感染孕妈妈是阴道分娩好还是剖宫产好呢

孕期规范服药者尽量阴道分娩，HIV 病毒载量小于 1 000 拷贝/mL 或规范服用抗病毒药物者不主张行剖宫产术，必要时医生会根据情况建议择期剖宫产术。

57. 感染妈妈产后有哪些注意事项呢

（1）确保产后良好的营养。补充铁剂、叶酸、锌和其他微量元素，分娩后应补充维生素 A，以提高机体的免疫力，最好补充复合维生素和钙各一粒。

（2）安全处理 HIV 感染产妇的恶露和排泄物。将用过的卫生巾等物品及时处理，放入双层垃圾袋里用消毒液（如含氯的泡腾片、石灰水、漂白粉等）浸泡 30 分钟后丢弃，有条件也可以焚烧或深埋在 2.5 米深，距水源至少 30 米处。

（3）产妇使用的餐具、物品、用具，按照家庭中日常方法洗涤，最好用流动水清洗，也可用消毒液擦拭再清洗。

（4）不要随意丢弃锐器，而应安全处置锐器；不要让家人直接接触开放伤口或疮口，而应该戴手套和使用消毒剂。若产妇意外受伤，要紧急对伤口进行消毒并包扎，避免血液污染环境或感染他人。

（5）建议妈妈正确和坚持使用安全套，既预防性传播疾病或 HIV 感染，又可避孕。

（6）选择喂养方式，选择人工喂养的产妇要注意回奶问题。

（7）乳房的护理：预防和处理乳头疼痛、乳头皲裂、乳房肿胀、乳腺炎、乳腺脓肿。

（8）产后 42 天去生产的医院进行产后检查，进一步评估母子情况。

（9）产后 42 天之后妈妈被纳入疾控艾滋病防治系统管理，会有社区或疾控中心的工作人员随访。

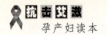

58. 孕期未行产检，产时才发现感染艾滋病病毒该怎么办呢

（1）为防止漏检，医生会对孕期未行产检临产发作时才来医院的孕妈妈，进行 HIV 抗体快速检测。

（2）HIV 抗体筛查试验无反应则报告 HIV 抗体阴性。

（3）HIV 抗体筛查试验有反应则用高特异性试剂复检，进一步进行确认。在等待确认结果时，快速检测的结果就被认定为"阳性"结果，妈妈按阳性产妇管理，病毒载量和 CD_4^+T 淋巴细胞计数要检查。

（4）快速检测阳性时，医生会推荐孕妈妈使用抗病毒用药，用药的益处远大于母亲、婴儿暴露于药物的风险。会有抗病毒药物治疗书面知情同意书，同时征求产妇意见是否告知家属。

（5）医生会告诉孕妈妈即使在产前没有进行抗病毒治疗，如果生产时使用并在分娩后尽早对新生儿用药同时采用人工喂养，可减少母婴传播。

（6）HIV 抗体确认结果如果报告为阴性，则新生儿可立即停止服用抗病毒药物。

（7）医生会详细解释产后若确认结果排除 HIV 感染，产时服用抗病毒药物对妈妈和新生儿不会产生影响。

第五章
艾滋病感染孕妈妈所生婴幼儿早期干预及预防保健

一、艾滋病病毒感染妈妈所生婴幼儿的防治措施

59. 艾滋病病毒感染妈妈所生新生儿如何护理

宝宝出生时,医务人员会对宝宝脐带进行严格消毒,仔细清除宝宝皮肤、口腔、鼻腔、眼内的羊水、母血及分泌物;在日常生活中,都要避免妈妈的血液或者是体液再接触到小宝宝,比如说妈妈做家务活,或者是其他原因不小心损伤了皮肤,出血了,一定要尽可能避免血液甚至伤口的渗液和宝宝接触。

60. 艾滋病病毒感染妈妈所生新生儿也需要立即进行抗病毒治疗吗

需要!宝宝出生后6~12小时内会在妈妈知情同意的情况下尽早给予预防性抗病毒治疗,至出生后4~6周,甚至会根据您的用药情况延长宝宝用药至12周;若由于其他特殊原因需母乳喂养的宝宝应用药至母乳喂养停止后1周。医疗保健机构将会为宝宝免费提供药物;医务人员会为妈妈提供临床用药指导。妈妈也应主动咨询医生用药

的注意事项和观察随访时间及方式。

61. 新生儿期如何进行抗病毒治疗

(1) 宝宝出生后 6~12 小时内应尽早给予首次服药。可以选择以下两种方案中的任一种。

艾滋病感染孕妇产妇所生儿童服用 NVP 的推荐剂量（从出生至 4~6 周）

出生体重/g	剂量	
	药品剂量/mg	混悬液/mL
≥2 500	15	1.5
≥2 000，<2 500	10	1.0
<2 000	2 mg/kg	0.2 mL/kg

*NVP 为每天一次。

艾滋病感染孕产妇所生儿童 AZT 的推荐剂量（从出生至 4~6 周）

出生体重/g	剂量	
	药品剂量/mg	混悬液/mL
≥2 500	15	1.5
≥2 000，<2 500	10	1.0
<2 000	2 mg/kg	0.2 mL/kg

*AZT 为每天 2 次。

(2) 若选择母乳喂养，则预防性抗病毒治疗至停止母乳喂养后 1 周。

(3) 若妈妈产时或者产后才开始用药，宝宝则应抗病毒治疗 6~12 周。

(4) 在服药期间应注意观察宝宝服药后的副作用，如皮疹、厌食、贫血、恶心、呕吐、腹痛、腹泻、便秘、肝功能损害等，应定期到医院复诊随访。

62. 新生儿能喂母乳吗

(1) 对已感染艾滋病病毒的妈妈而言，母乳中含有大量的病毒，因此，不能母乳喂养，特别不能混合喂养，而应选择品质优良与安全的配方奶粉,采用人工喂养法以避免产后艾滋病病毒经由母乳传播。

(2) 如果妈妈由于某些特殊原因或经济原因选择母乳喂养,那您可采用纯母乳喂养,不能给宝宝吃其他任何液体及固体食物,同时应按照医生的建议在整个哺乳期坚持预防性抗病毒治疗,持续至停止母乳喂养后1周。妈妈还应该注意乳房的护理,预防和处理乳头皲裂、乳房胀痛、乳腺炎等。

二、对艾滋病病毒感染妈妈所生婴幼儿进行预防保健

63. 艾滋病病毒感染妈妈所生婴幼儿的生长发育如何监测

(1) 妈妈或其他家长应该满月后即带宝宝到医院或妇幼保健院常规体验,并建立儿童保健卡,定期监测宝宝的生长发育情况。医生会详细体检并记录宝宝在生长发育过程中的变化,体检中仔细观察是否有艾滋病感染相关的临床表现,如稍大的宝宝出现鹅口疮、特殊病毒感染、不明原因的血小板减少、白细胞减少等。

(2) 妈妈也应该学会记录宝宝的喂养和体重增长情况,正常足月婴儿在出生后头3个月体重增加最快,3月时体重约等于出生体重的2倍;随着年龄的增加,体重增长速度逐渐减慢。您可通过下面的公式粗略估计宝宝体重是否正常。

3~12个月体重(kg) =(月龄+9)/2

1~6岁体重(kg) =年龄(岁)×2+8

7~12岁体重（kg）=［年龄（岁）×7-5］/2

（3）如果不知道妈妈是否感染了艾滋病病毒，但婴幼儿体重增长不良，或者医生发现或怀疑有艾滋病病毒感染的临床表现，建议妈妈立即到医疗保健机构进行艾滋病病毒抗体检测，及时咨询医生检测结果的临床意义，确定宝宝的干预方案。

64. 艾滋病病毒感染妈妈所生婴幼儿如何进行免疫接种

（1）由于艾滋病病毒感染的宝宝的免疫系统不完善，容易发生各种感染，而免疫接种能够帮助宝宝抵抗感染。因此，在宝宝满月时，妈妈应该带宝宝到居住地的社区服务中心或乡镇卫生院等医疗卫生机构办理预防接种卡，医生会评估宝宝的身体情况并提供医学建议及安排宝宝具体的免疫接种计划。

我国儿童常规疫苗免疫程序（部分）

疫苗	接种途径	接种年龄
卡介苗	皮内注射	出生时
乙肝疫苗	肌内注射	出生、1月龄、6月龄
脊髓灰质炎疫苗	口服	2、3、4月龄
百白破三联疫苗	肌内注射	3、4、5月龄，18~24月龄
麻疹疫苗（麻风腮疫苗）	皮下注射	8月龄、(18~24月龄)
乙脑疫苗	皮下注射	8月龄、2岁、7岁
A群流脑疫苗	皮下注射	6~18月龄接种2剂次，接种间隔3个月
甲肝解毒活疫苗	皮下注射	18月龄

（2）2岁以内的宝宝均应按免疫程序完成疫苗接种；

第五章 艾滋病感染孕妈妈所生婴幼儿早期干预及预防保健

无症状的艾滋病病毒感染宝宝和（或）轻度免疫抑制的宝宝也应根据国家免疫规划定期接种疫苗。艾滋病病毒感染宝宝如果同时感染麻疹，会导致很高的发病率及死亡率，所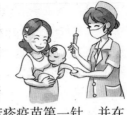
以这些宝宝在6个月时要提前接种麻疹疫苗第一针，并在9~12个月时接种第二针。

（3）出现症状和（或）中、重度免疫抑制的艾滋病病毒感染儿童应避免接种减毒活疫苗，比如卡介苗、口服脊髓灰质炎疫苗、麻风腮三联疫苗、水痘疫苗及轮状病毒疫苗。

（4）未完成预防接种的宝宝应进行保护性隔离。避免到人群聚集的地方，如家中有结核病人，应注意隔离；排除艾滋病病毒感染后应尽快补种未接种的疫苗，完成初级免疫。

65. 艾滋病病毒感染妈妈所生婴幼儿如何预防营养不良

（1）发育、营养不良在艾滋病病毒感染的宝宝中最常见，营养充足的宝宝出现机会性感染的情况也较少，发展至艾滋病的进程也相对较慢。由于贫困、厌食和合并感染等问题，宝宝无法获得足够的营养，是导致婴儿期死亡率上升的主要原因之一。

（2）随着宝宝年龄增大，宝宝的喂养应由液体食物（牛奶）阶段逐渐过渡到泥糊状食物阶段，生后4~6个月应先从蔬菜泥、水果泥、米糊开始，7~9个月添加稀饭、鱼泥、肉末、蛋、肝泥等，10~12个月添加碎食物，如软饭、烂面碎肉、碎菜、蛋、鱼肉、禽肉等；注意养成良好的饮食习惯，不偏食、不挑食。

（3）维生素和微量元素的缺乏可能会影响抗病毒治疗的安全性和有效性。无论宝宝是否感染艾滋病病毒，维生素A对降低儿童的发病率和死亡率都是很重要的，维生素A可保护胃肠黏膜，卫生的烹调和喂养可预防胃肠道感染。此外，平衡饮食很重要，对于缺乏食欲的宝宝，饮食一定要合乎宝宝的口味，不要单调。

66．艾滋病病毒感染妈妈所生婴幼儿如何预防机会性感染

（1）所有的艾滋病病毒感染妈妈所生的宝宝，在1岁以内都应该使用复方磺胺甲噁唑（复方新诺明）预防机会性感染如肺孢子菌肺炎，一直到艾滋病病毒学检查证实宝宝没有感染艾滋病病毒，则可以停止使用复方磺胺甲噁唑。

（2）在农村和卫生条件相对较差的地方，婴幼儿口服复方新诺明还可以同时预防细菌性肠炎和肺炎，一举多得。

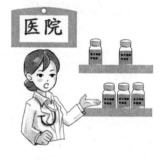

（3）在服药过程中，应严密观察复方新诺明的副作用，如皮疹、血常规变化、肝肾功能损害等。轻症出现红斑性药疹，重症可出现大疱性表皮松解或剥脱性皮炎，若有此现象，应立即停药，并带宝宝到医疗保健机构进一步处理；每月还应带宝宝到医疗保健机构进行血常规检测，如联合使用抗病毒药物，应在用药的第一个月每两周检测一次，同时也应注意肝肾功检测。

▶ 第五章 艾滋病感染孕妈妈所生婴幼儿早期干预及预防保健

三、如何确定艾滋病病毒感染妈妈所生婴幼儿是否感染了艾滋病

67. 何时进行婴幼儿艾滋病病毒感染的早期诊断

（1）儿童艾滋病病毒检测越早越好，有很多证据表明，感染了艾滋病病毒的婴儿1岁以内，若不接受抗病毒治疗，其死亡率很高，一些孩子甚至还等不到18个月大，病情已经发生急剧恶化。对小于18个月的婴幼儿可以通过直接检测艾滋病病毒的方法进行早期诊断。出生后6周、3个月时，医疗保健机构会通知妈妈带宝宝到当地的疾病预防控制中心或保健机构免费采集血样送区域实验室进行检测艾滋病病毒DNA或RNA，根据结果确定是否感染，医务人员也会向妈妈告知宝宝目前的检查结果、下一步的检测方案及预防治疗措施，确定什么时候进行抗病毒治疗等。

（2）艾滋病病毒抗体阳性妈妈若母乳喂养婴儿，婴儿在喂养的全阶段都可能感染艾滋病病毒。因此，只有在完全停止母乳喂养后6周、3个月时重复进行艾滋病病毒核酸定性检测呈阴性，才能排除艾滋病病毒感染。

（3）如果婴儿第一次采血时已满3个月，不满12个月，应尽快在不同时间采集2份血样送艾滋病病毒核酸定性检测。若儿童第一次采血已满12个月，则应作抗体检测。

68. 若不能早期诊断，那何时进行抗体检测

（1）如果妈妈是艾滋病病毒抗体阳性，妈妈体内的

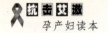

艾滋病病毒抗体可以在怀孕期间通过胎盘进入胎儿体内，并且可能在宝宝体内存在18个月之久，因此小于18个月的宝宝不能依据艾滋病病毒抗体检测结果阳性判断感染了艾滋病病毒。

（2）若当地疾控中心不能进行艾滋病病毒核酸检测的早期诊断或检测结果为阴性，则宝宝满12个月、18个月时，应采血进行艾滋病病毒抗体检测，若抗体检测阴性，排除感染，若阳性，则应做补充试验检测以确定感染状态。

（3）若妈妈在任何时候检测出艾滋病病毒抗体阳性，家长均应立即带宝宝到医疗保健机构或当地疾控中心进行艾滋病病毒检测或抗体检测，并对检测结果进行咨询。

第六章
艾滋病病毒感染儿童临床关怀及治疗依从性支持

一、临床关怀

69. 儿童艾滋病病毒抗体检测阳性怎么办

(1) 若小孩查出艾滋病病毒抗体阳性,医生会尽快电话通知,立即向当地疾控中心或定点治疗机构进行咨询,医生也会向妈妈详细讲解艾滋病基本知识,包括治疗的相关信息。

(2) 医生会和妈妈一起讨论孩子进行治疗有什么困难,怎样给予孩子营养支持,家庭基本经济情况等。妈妈可以逐渐了解治疗的要求,积极参加到治疗的准备中来。

(3) 国家也会为艾滋病病毒感染儿童提供免费的抗病毒治疗药物、定期 CD_4^+ T 淋巴细胞计数和病毒载量检查。

(4) 根据全世界(包括中国)的治疗经验,儿童对抗病毒药物的反应普遍较好,一般几个月就会有明显效果,包括原先受疾病影响的生长发育也会改善,而且在医生的严密观察下,抗病毒治疗是安全的,因此,家长一定要有信心，积极配合医生保障孩子按时、按量进行服药治疗。

70. 抗病毒治疗前应当做什么准备

（1）身体方面的准备：儿童需要作一些身体检查，包括抽血化验血常规、肝肾功、胸片、腹部 B 超等，了解孩子目前的健康状况，也为将来的随访提供临床对照的依据。

（2）妈妈还需如实回答医生的一些问题，"如孩子出现过什么症状？""吃过什么药？""有无药物或食物过敏史？""会吞服药片吗？""只能喝糖浆吗？"等等。

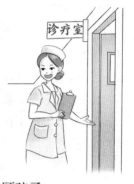

（3）妈妈还要了解抗病毒治疗的重要性，做好照顾孩子服药的安排，至少确定一名家长负责，若他出差，其他家庭成员也要懂得如何照顾孩子。

（4）治疗依从性的准备：妈妈和其他家庭成员应了解孩子的艾滋病病毒感染的情况；理解孩子为什么要服药；孩子生活条件如何；能否得到来自外界的支持。

不同的家庭和孩子可能会面临完全不同的困难，千万不要因为担心服药依从性不好而放弃治疗。

二、如何给予治疗依从性的支持

71. 为什么要给予治疗依从性支持

（1）艾滋病病毒是非常狡猾的敌人，它会通过不断地改变自己来逃避药物的杀灭作用，这种变异会导致药物失去作用，产生病毒对药物的耐药性，因此，在抗病毒治疗方面，应该做好打"持久战"的思想准备。

（2）艾滋病抗病毒治疗一般都需要2~3种药物联合治疗，每一种药物有各自不同的作用原理及时间，所以有的药物一天服用一次，有的一天两次或三次，并且每一种药物都有自己固定的服药间隔时间，只有这样才能保证药物在体内持续有效。如果随意提前或推迟服药时间，会增加药物副作用或延缓药物作用时间，都不利于疾病的治疗。

综上所述，抗病毒治疗一定要坚持按时、按量、按照医生的要求服药。我们说服药的依从性非常重要，依从性的好坏直接决定了治疗的效果，只有保证良好的服药依从性，才能使艾滋病儿童像其他小朋友一样健康快乐地生活。

72. 有哪些办法可以提醒孩子认真服药

如果孩子经常漏服或者不按时服药，治疗效果就会很差，就容易出现治疗失败，那我们该怎么做呢？

（1）确定合理的服药时间：根据儿童日常起居、上学时间，结合家长的生活安排、服药的特殊要求等，确定一个服药时间表并固定，尽快形成服药习惯，保障按时服药。

（2）设定服药时间提示：利用小闹钟、手机闹铃等设置定时提醒，或者把服药时间和日常生活中的一些习惯联系起来，另外家庭成员之间的相互提醒也是非常好的办法。

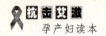

（3）使用药盒分装药品：建议使用可以分隔的小药盒来分装药物，把每次需要服用的药物装在一个小格内，服完药以后这一小格就空了。这样就不容易出现不能确定到底有没有吃药的情况，保证不漏服。

（4）和医生一起决定合适的药物剂型：儿童抗病毒药物的剂型有口服液、小片剂及小胶囊。一般来讲，小片剂和小胶囊药物剂量准确、服用方便，只要孩子能够吞服，医生就会选择这种剂型；小婴儿需要服用糖浆，家长要学习使用清洁的注射器准确地抽取药量，缓慢地喂服，避免婴儿服药后出现呕吐。

（5）忘记服药怎么办：如果漏服药物，应尽快补服，但不要一次性服用两次的药量，因为这并不能提高疗效，相反会明显增加药物的副作用。如果服药后一小时之内发生呕吐，可以重新服用；超过一小时，不用补服。

73. 如何坚持定期按时随访

（1）抗病毒治疗开始后，必须定期复诊和检查，所有接受抗病毒治疗的儿童，在开始治疗的前3个月，无论有无生病或不舒服，每月都应该到医院复查一次，特别是第一个月，需要15天复查一次；如果病情持续好转，没有新出现的临床症状，以后至少每3个月复诊一次。

（2）所有家长应该记清楚儿童复查的日期，和医生保持密切联系，有问题时及时沟通，并主动跟医生确定下次复诊的具体时间。

（3）每次复查时应如实回答医生关于服药依从性的问题，即便没有按时服药，也要告诉医生真实原因，这样医生才能正确评价治疗效果，提供一些合理的服药建议。

第六章　艾滋病病毒感染儿童临床关怀及治疗依从性支持

三、长期关怀和支持

儿童抗病毒治疗是终身治疗，在这个过程中将会有很多困难，需要家庭、医疗卫生系统和全社会的共同努力和支持。

74. 国家如何提供长期关怀与支持

（1）国家为艾滋病病毒感染者和病人提供免费抗病毒治疗，各省、地（市）级及县级均建立了艾滋病治疗专家组，负责辖区范围内的技术指导，抗病毒治疗方案确定、指导处理严重的机会性感染、不良反应和并发症等，各地社区服务中心、乡村医务人员负责督导服药和随访工作。

（2）各地均设置至少有一家医院作为收治艾滋病病毒感染者和病人的指定医院，建立有家庭/社区、社区卫生服务中心、乡镇卫生院和指定医院之间的患者转诊机制，有免费、保密治疗的管理措施，以保证病人及感染者得到适当、及时的治疗。

（3）艾滋病病毒感染怀孕妈妈可免费接受药物治疗以及血常规、尿常规、肝功能等相关检测，并享受住院分娩补助、婴儿人工喂养补助。农业户籍的怀孕妈妈还可同时享受农村孕产妇住院分娩补助。

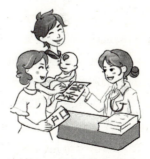

（4）国家卫计委、教育部、民政部三部门联合发布《关于进一步落实受艾滋病影响儿童医疗教育和生活保障等政策措施的通知》，确保受艾滋病影响儿童的医疗、教

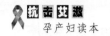

育和生活保障等政策措施落实到位，其就医、入学等合法权益受法律保护。要求各地要及时、足额为艾滋病致孤儿童和艾滋病病毒感染儿童发放基本生活费，并建立基本生活最低养育标准自然增长机制。对受艾滋病影响导致基本生活暂时出现严重困难的家庭，给予临时救助。此外，通知还强调，要依法加强对受艾滋病影响儿童的隐私保护。对于泄露艾滋病病毒感染儿童信息的，依法进行处理。

75. 医疗机构如何提供长期关怀与支持

（1）从2003年开始，医疗卫生机构大力推广和促进自愿咨询检测（VCT），即病人可以主动寻求艾滋病检测与咨询服务。从2007年起，开始实施"医疗卫生服务机构的医务人员主动提供检测与咨询服务（PITC）"，包括医院住院部、门诊、急诊室、性病和结核病门诊、生殖健康门诊、妇幼保健和助产机构、毒品替代治疗点和免费抗病毒治疗点等，检测后医务人员还会提供咨询，有条件的医院会配备心理咨询医师，以提供社会心理支持。

（2）医疗保健机构通过VCT/PITC服务检测出的艾滋病病毒感染者，会被纳入当地关怀系统，按照相应的转介流程，转至定点治疗机构治疗，社区服务中心会提供相应的社会服务、家庭护理和临终关怀与支持。

76. 家庭如何提供长期关怀与支持

家长和孩子都应该保持积极、乐观的态度，帮助儿童向治疗点主动寻求心理咨询，并鼓励孩子定期参与针对艾滋病病毒感染儿童的支持小组活动，给予孩子正常的关注，而不是过度的保护，要相信抗病毒治疗的作用，也应相信未来的医学发展一定能取得同病魔斗争的最终胜利。

▶ 第六章 艾滋病病毒感染儿童临床关怀及治疗依从性支持

第七章
故事与案例

77. 积极带来希望

2009年的一天,对于家住某市(州)的萍萍(化名)来说,是一个黑色的日子。这天,她怀着对未来生活的美好憧憬,来到县妇幼保健院做孕期检查,却被告知感染了艾滋病。她觉得天都要塌了,一个劲儿哭着问医生:"我该怎么办?"保健院的医生耐心详细地讲解了艾滋病的有关知识,她慢慢平静了下来,下决心好好听医生的话,争取生个健康的宝宝。就这样,怀孕4个月的萍萍开始了系统的预防艾滋

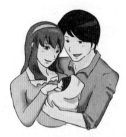

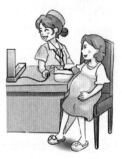

病母婴传播治疗,每天按照医生的医嘱按时吃药,按时作孕期保健,提前到医院住院分娩,刚出生的婴儿也做了预防性用药。孕期、产时、产后都规范用药的萍萍积极主动地咨询并接受了产后访视等产后保健服务。孩子42天时,她便根据医生的嘱咐迫不及待地带着孩子来到妇幼保健院

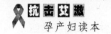

给孩子作早期诊断。很幸运,快检结果为阴性。因为条件有限,快检的检查要通过妇幼保健院把所采集的血片寄到省城去做,得等一段时间才能拿到结果。漫长的一个月后,检查结果终于回来了,阴性,大家都很高兴。萍萍也按照医生的喂养指导,一直坚持给孩子人工喂养,也坚持接受保健院医生的随访。有人问她:"你这么积极地接受随访,你就不害怕邻居们知道你是艾滋病病人而歧视你吗?"她笑了笑说:"我得了艾滋病,已是无法改变的事,只有好好听医生的话,好好吃药,好好喂孩子,才能让孩子有可能健康,我不希望孩子再得病。"几句朴实的语言,让我们看到了这位妈妈身上的母爱光辉。孩子三个月、六个月、九个月、一岁每次体检医生告诉她孩子很好的时候,她脸上都是掩饰不住的笑。孩子十八个月了,该作确证了,当医生们都还在担心她会不会也像其他的家庭一样带着孩子出去打工而不来作确证时,她带着孩子来了,她说,这是她急切盼望知道结果的时刻,怎么可能不来呢?就这样,孩子顺利地作了确证检测,结果是让人欣慰的阴性。看到结果,医生笑了,萍萍却哭了。她激动地对医生说着感谢的话,感谢医生让她有了健康的孩子,感谢医生让她看到希望……

78. 无知带来悔恨

某市(州)某县的丽丽(化名),于2010年10月31日,在家中产下一子。对于重男轻女思想还很严重的边远地区来说,这本是一件很值得高兴的事。可是,孩子的妈妈,年仅21岁的丽丽却高兴不起来,满脸愁容。原来,

▶ 第七章 故事与案例

丽丽是一名艾滋病患者。虽然经常有医务人员下乡健康宣教,电视、广播里也常常播放着艾滋病的有关知识,但是由于害怕被人知道后会遭受歧视,她一直都拒绝孕期保健。因为艾滋病大筛查的结果在各级医疗机构都登记在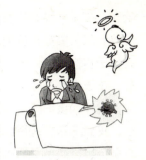
册,所以医生知道她是艾滋病病人。从怀孕到生孩子,医生无数次给她打电话,动员她孕期检查,动员她住院分娩。由于旧思想的影响,她还是选择了在家里生产。当然,孕期、产时、产后及其所生婴儿也没及时规范用药。她甚至拒绝产后医务人员对她的访视。唯一接受的就是医生给她建议的喂养方式。因为她拒绝随访,我们会在她每次来领奶粉的时候看看孩子的发育情况。慢慢地,或许是她觉得医生确实是发自内心地关心她和她的孩子吧,问她孩子情况的时候她会欣然作答了。孩子42天的时候,告诉她孩子该作早期诊断了,她说回去想想。在孩子70天的时候,她终于带着孩子来了,我们问她为什么要想那么久,她说其实她心里也是担心的,但是她不仅仅担心孩子,还担心丈夫、家人和邻居。要是丈夫、家人和邻居知道了她是艾滋病病人,她没法活,所以之前才会拒绝医生的关爱。现在想通了,自己是艾滋病病人的事实是无法改变的,但希望孩子能健康。听了她的话,我们的心里是酸楚的,因为不知道没有通过母婴干预的孩子到底有没有感染艾滋病病毒,只能在心里暗暗祈祷。早期诊断的结果是

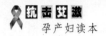

阳性，孩子妈妈满脸愁容，我们的心里也不轻松。这个时候的丽丽，变得非常主动，到了随访时间就会带孩子来检查，虽然检查的时候不怎么说话，但我们知道她心里的痛苦。孩子十八个月了，顺利地作了确证检测，没有奇迹发生，阳性。孩子的妈妈掩面哭了，面对早期态度强硬的丽丽，我们不知道该用什么语言安慰她。或许很多医务人员心里会想，如果早期接受母婴干预治疗，结果会不会很乐观呢？面对阳性母亲、阳性孩子，我们想的是，我们还能为你们做些什么呢？